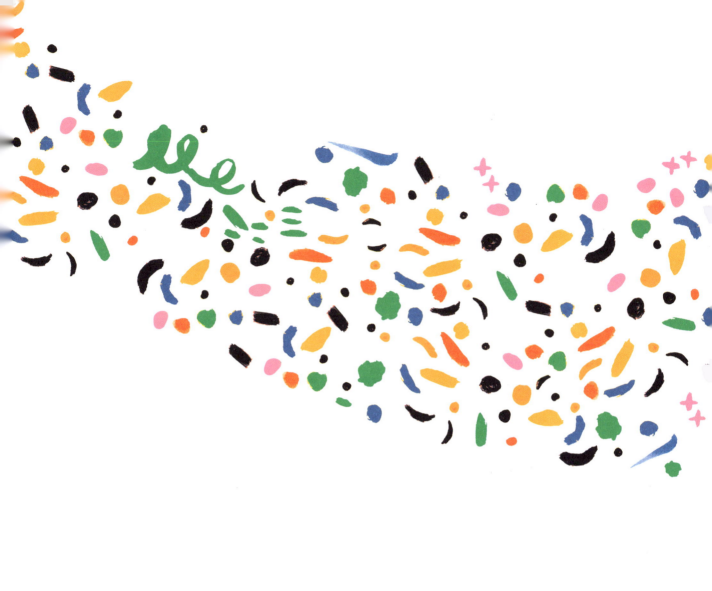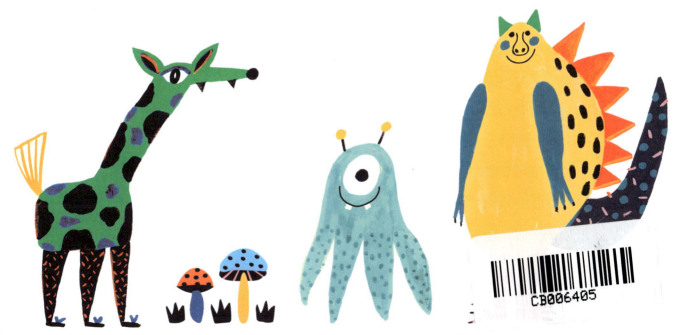

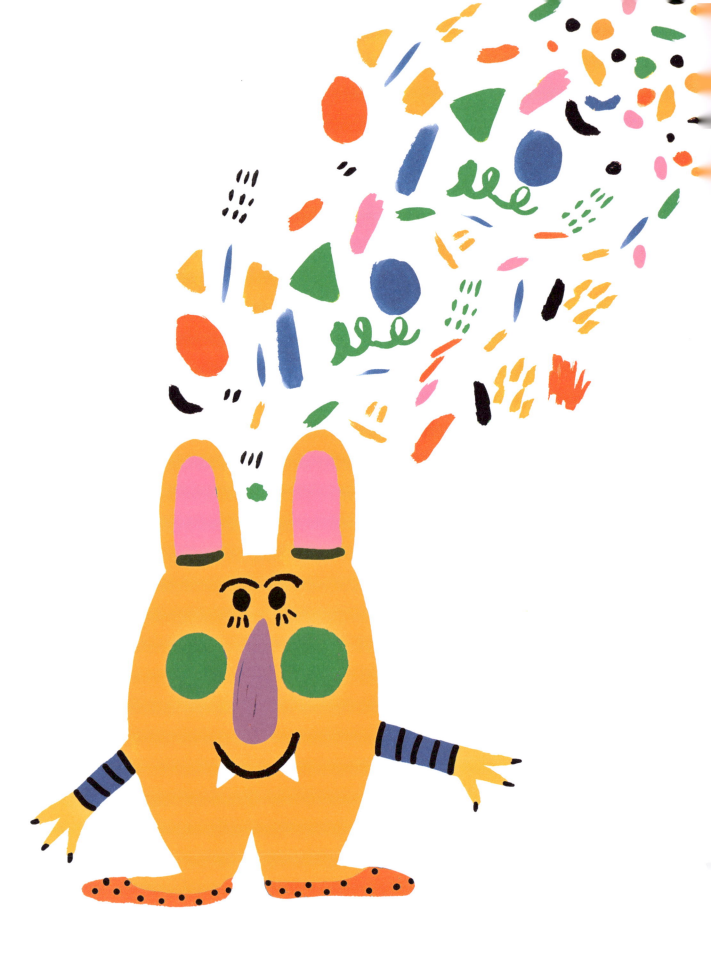

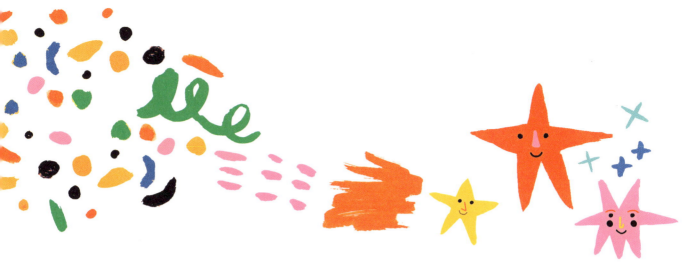

você chegou

```
┌─────────────────────────────┐
│                             │
│     SUA PRIMEIRA FOTO       │
│         COLE AQUI           │
│                             │
└─────────────────────────────┘
```

NOME: _____

DIA: _____ HORA: _____

CIDADE: _____ LUGAR: _____

PESO: _____ TAMANHO: _____

descoberta

QUANDO SOUBEMOS:
_____
_____
_____
_____
_____

A PRIMEIRA COISA QUE COMPRAMOS PRA VOCÊ:
_____
_____
_____
_____
_____

AS MELHORES REAÇÕES DE OUTRAS PESSOAS:
_____
_____
_____
_____
_____

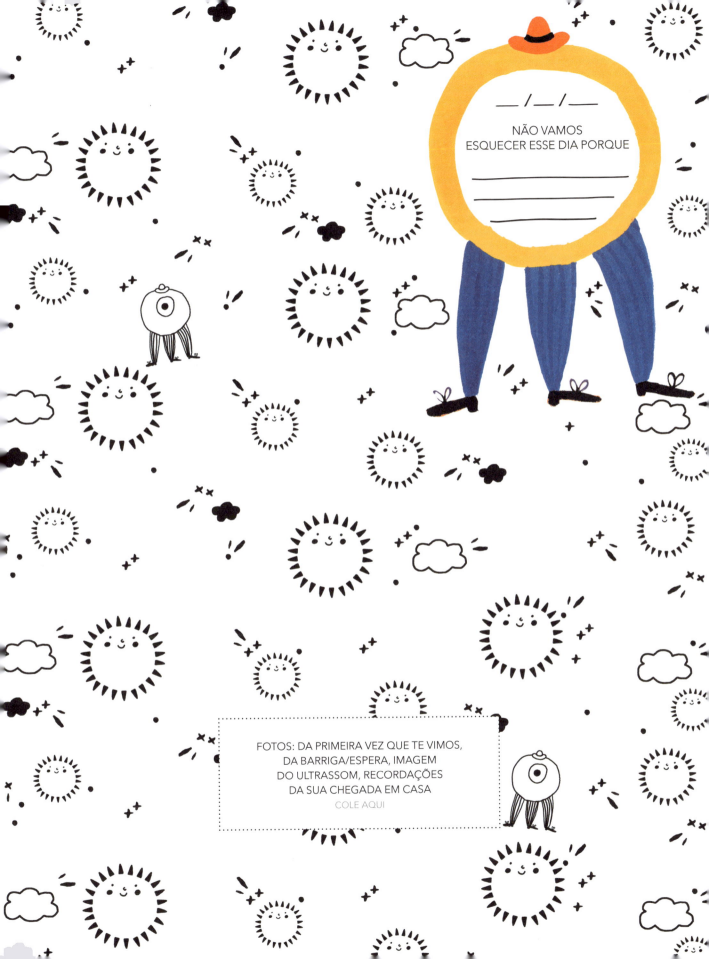

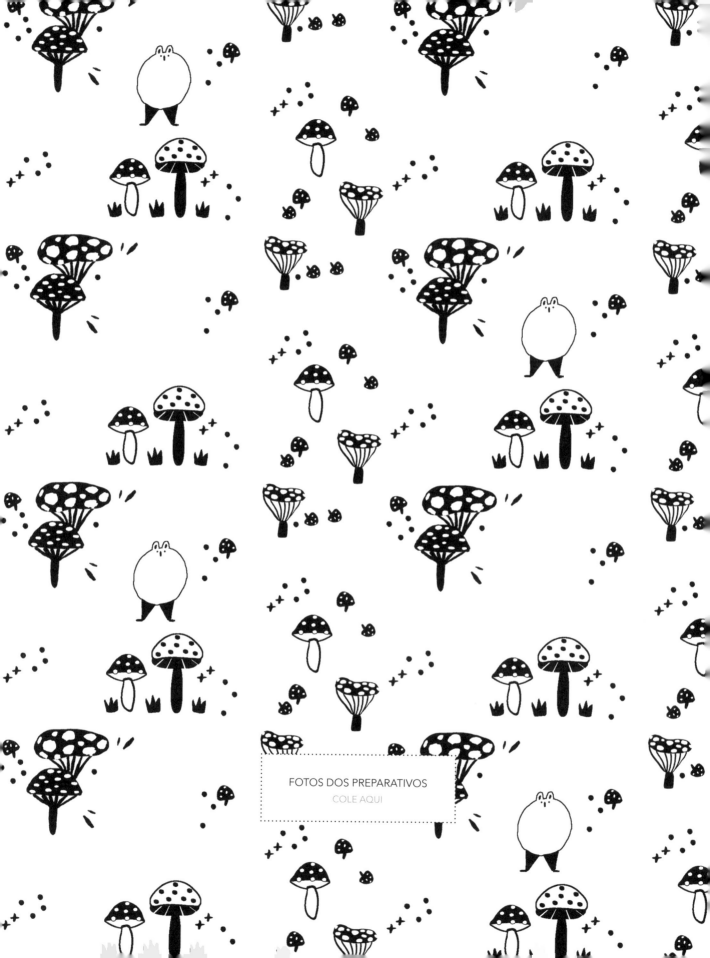
FOTOS DOS PREPARATIVOS
COLE AQUI

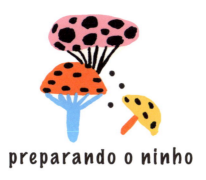

preparando o ninho

ESPERANDO VOCÊ CHEGAR:

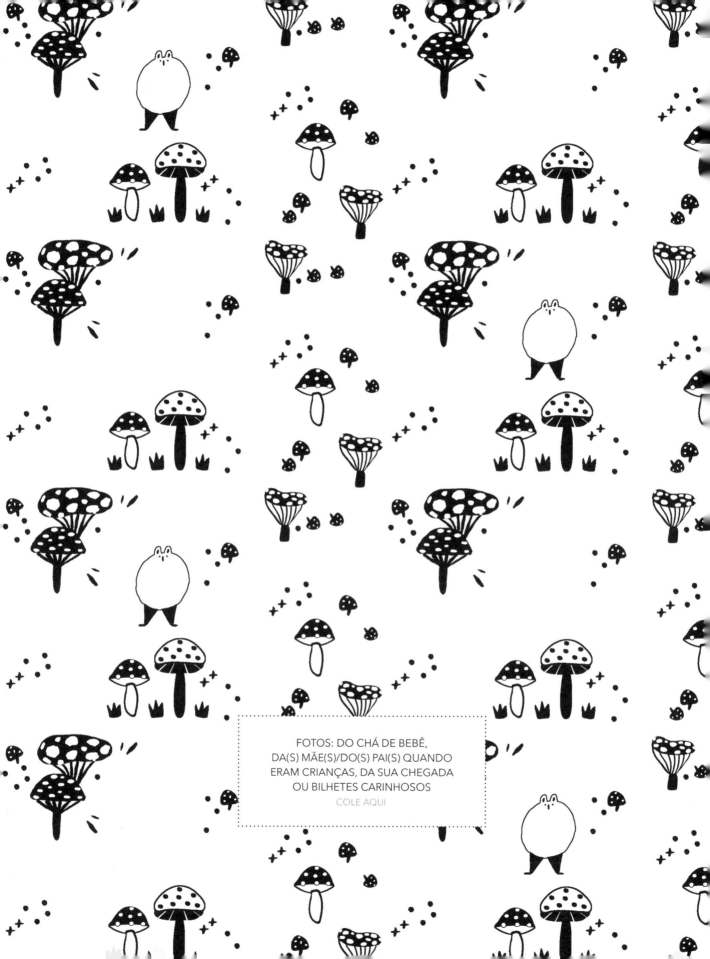

FOTOS: DO CHÁ DE BEBÊ,
DA(S) MÃE(S)/DO(S) PAI(S) QUANDO
ERAM CRIANÇAS, DA SUA CHEGADA
OU BILHETES CARINHOSOS
COLE AQUI

SOBRE O SEU NOME:

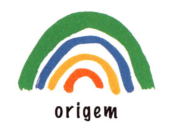

SEUS ANTEPASSADOS:
_____
_____
_____
_____
_____
_____
_____
_____

NÓS:
_____
_____
_____
_____
_____
_____
_____
_____

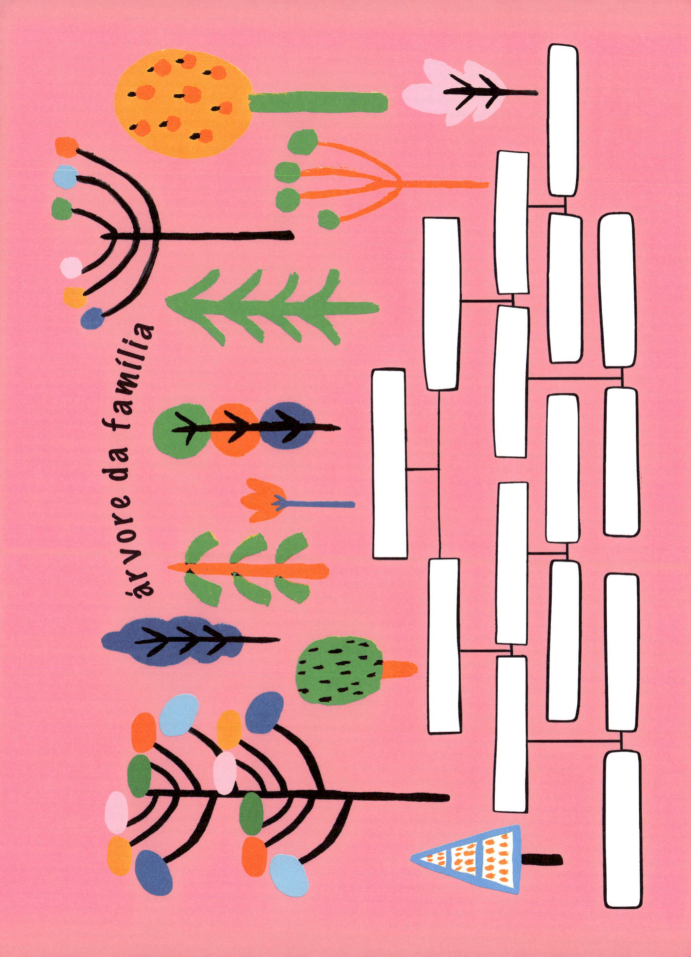

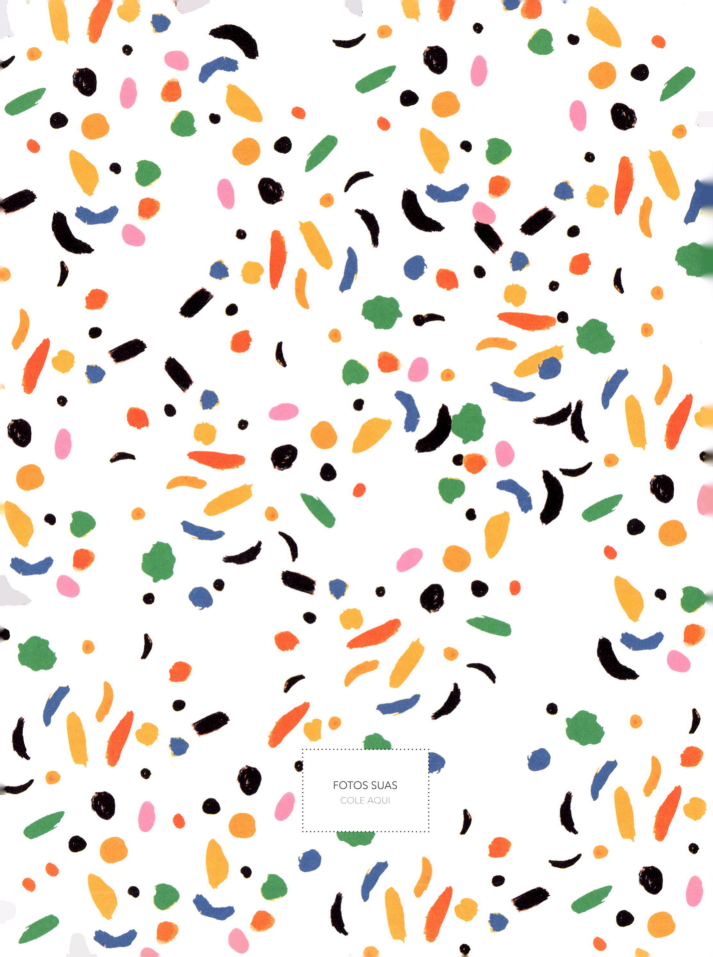

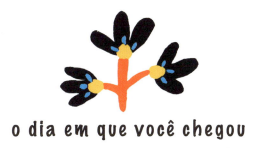

o dia em que você chegou

__/__/__

_____
_____
_____
_____
_____
_____
_____
_____
_____

COMO VOCÊ FOI RECEBIDO(A):

FOTOS E LEMBRANÇAS: BILHETES,
SEU QUARTO, PRIMEIROS COLOS,
PULSEIRINHA DO HOSPITAL,
FOTOS DO PARTO OU DO DIA
EM QUE VOCÊ CHEGOU EM CASA
COLE AQUI

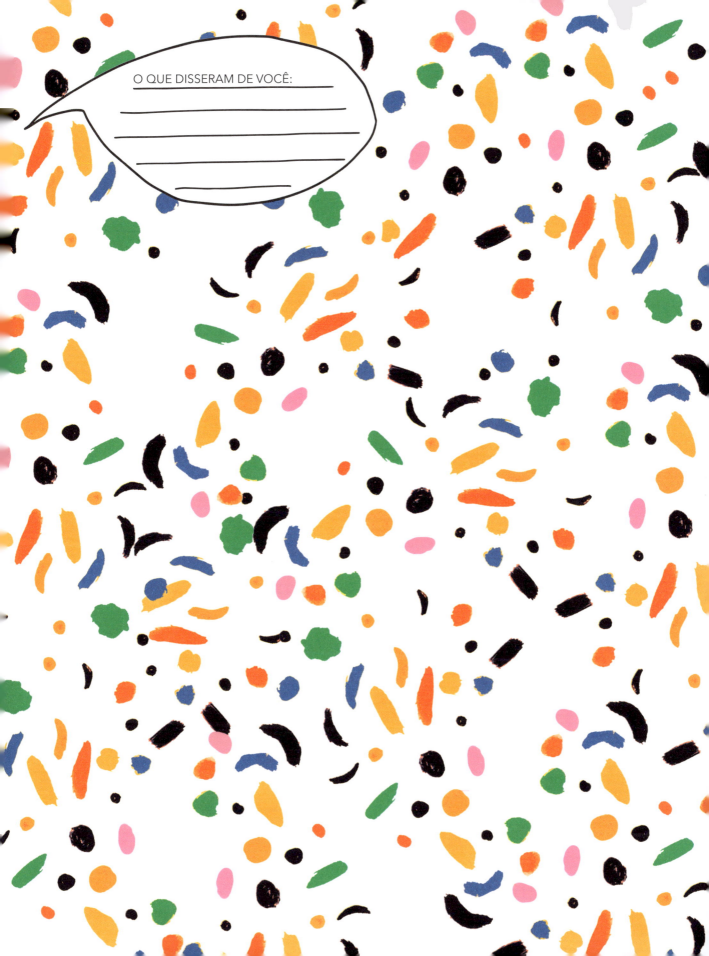

O QUE DISSERAM DE VOCÊ:

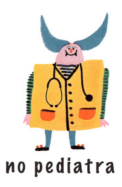

no pediatra

PRIMEIRA CONSULTA:

PESO: TAMANHO:

PEDIATRA:

SEU PEZINHO (SE VOCÊ DEIXAR A GENTE CONTORNAR)

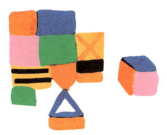

crescendo

IDADE: _____ PESO: _____ TAMANHO: _____

_____ _____ _____

_____ _____ _____

_____ _____ _____

_____ _____ _____

_____ _____ _____

_____ _____ _____

FOTO
(SERÁ QUE TEMOS UMA FOTO SUA
NA BALANÇA DO PEDIATRA?)
COLE AQUI

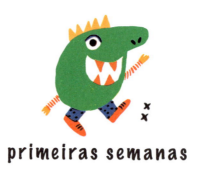

primeiras semanas

SONO:
_____
_____
_____
_____
_____

BANHO:
_____
_____
_____
_____
_____
_____

AMAMENTAÇÃO/ALIMENTAÇÃO:
_____
_____
_____
_____
_____
_____

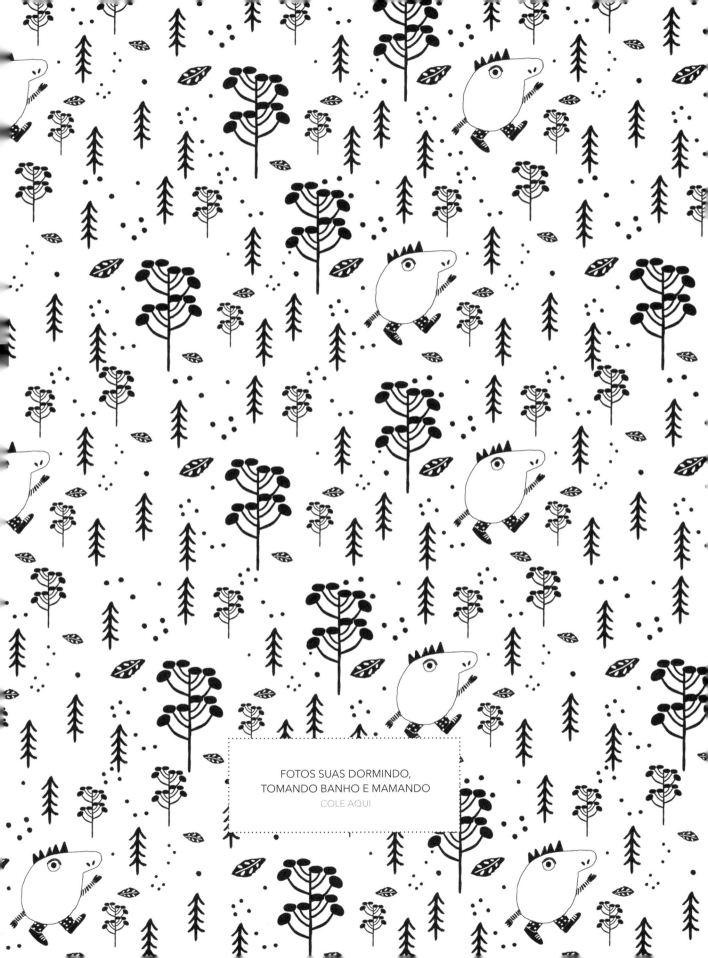

FOTOS SUAS DORMINDO, TOMANDO BANHO E MAMANDO
COLE AQUI

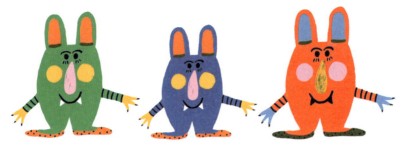

COMO VOCÊ FOI RECEBIDO(A):

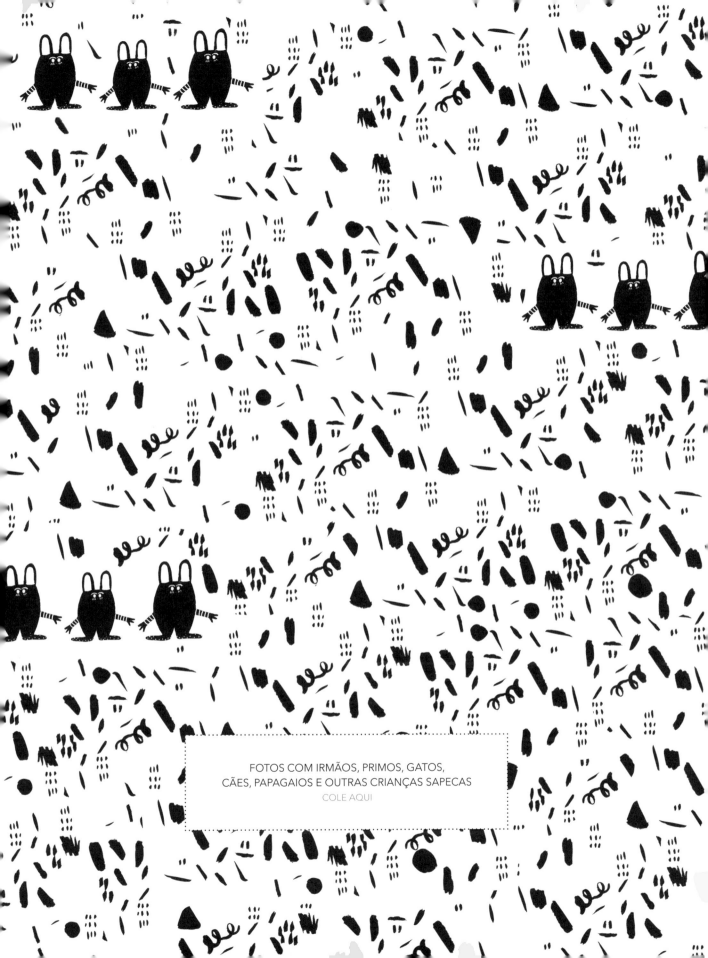

FOTOS COM IRMÃOS, PRIMOS, GATOS,
CÃES, PAPAGAIOS E OUTRAS CRIANÇAS SAPECAS
COLE AQUI

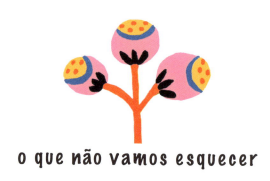

o que não vamos esquecer

PRIMEIRO SORRISO:

PRIMEIRO DENTE:

PRIMEIRO PASSEIO:

PRIMEIRA VEZ QUE VOCÊ NADOU:

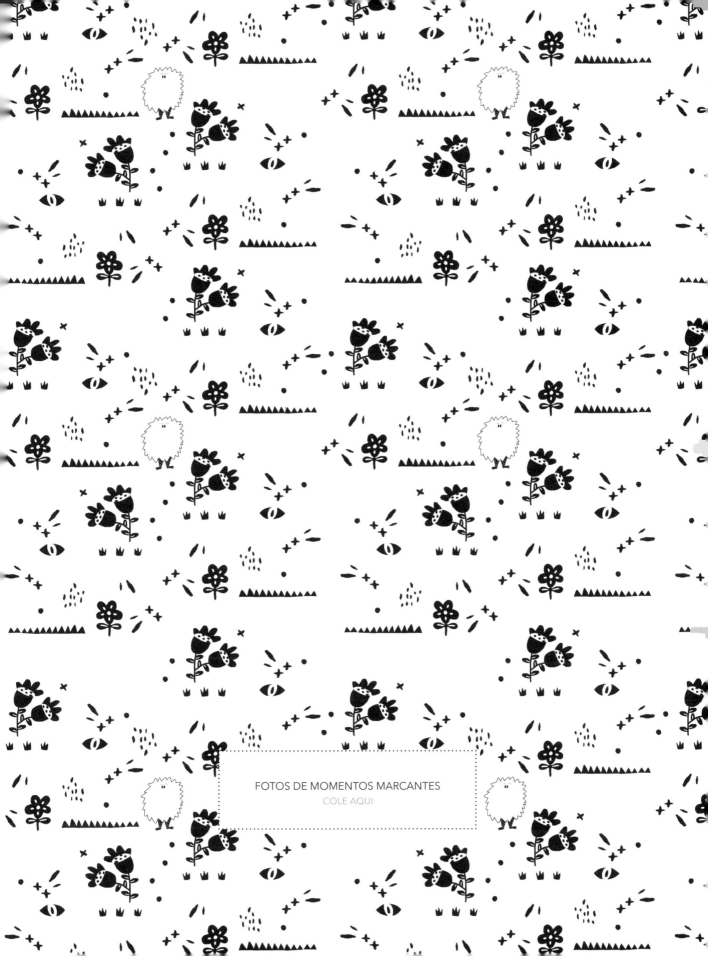

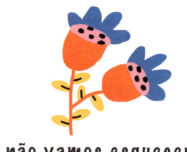

o que não vamos esquecer

PRIMEIROS AMIGOS:
___

PRIMEIRA VEZ DORMINDO SEM A GENTE:
___

SENTOU:
__/__/__

ENGATINHOU:
__/__/__

FICOU EM PÉ:
__/__/__

ANDOU:
__/__/__

FOTO SUA COM CAMISETA DE TIME,
DE BANDA, COM O NOSSO ANIMAL DE ESTIMAÇÃO
OU IMAGEM DO NOSSO PERSONAGEM PREFERIDO
COLE AQUI

PAIXÃO QUE VOCÊ HERDOU DE NÓS:
_____
_____
_____
_____
_____
_____

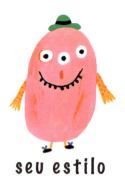

seu estilo

BRINQUEDO QUE NÃO QUER LARGAR:

COLO PREFERIDO:

MÚSICA QUE FAZ VOCÊ SORRIR:

PASSEIO PREDILETO:

UMA MECHA DE CABELO

papinha

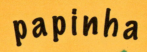

PRIMEIRA REFEIÇÃO:
_____
_____
_____
_____

COMIDA PREFERIDA:
_____
_____
_____
_____

VOCÊ CUSPIU:
_____
_____
_____
_____

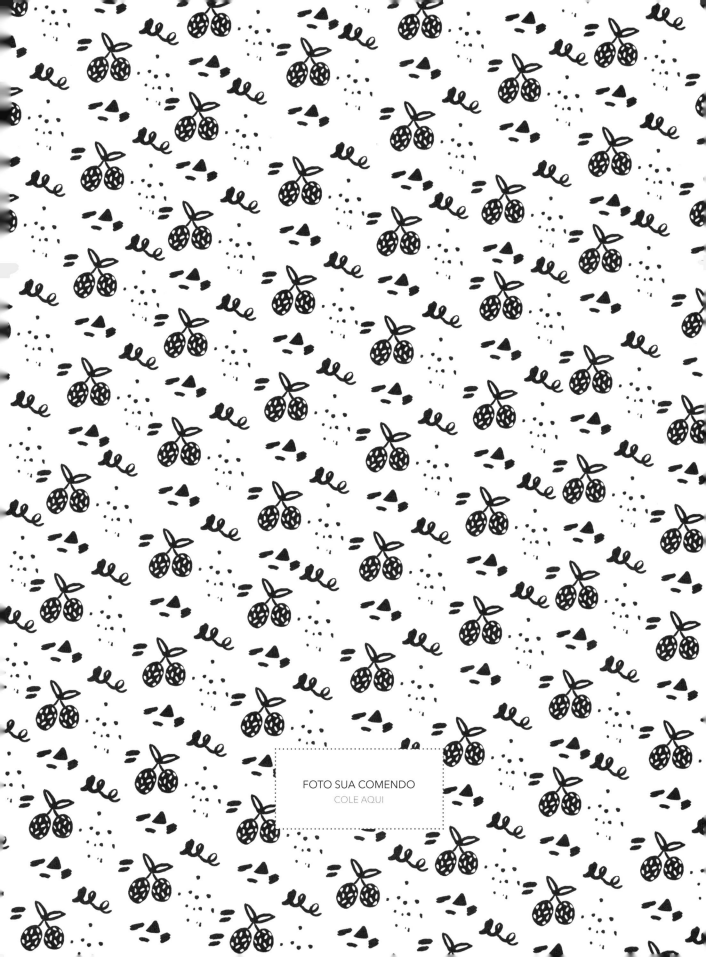

FOTO SUA COMENDO
COLE AQUI

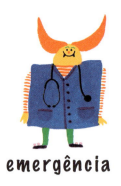

emergência

SOBRE AMOR E APRENDIZADOS:
_____
_____
_____
_____
_____
_____

PROBLEMA QUE NOS TIROU O SONO:
_____
_____
_____
_____
_____
_____
_____
_____
_____
_____
_____
_____
_____

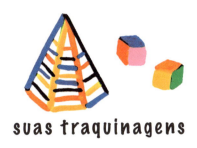

suas traquinagens

A MAIOR TRAVESSURA DE TODAS: _____
_____
_____
_____
_____
_____
_____

```
FOTO SUA BAGUNÇANDO
(OU A PRIMEIRA SELFIE)
COLE AQUI
```

primeiras palavras

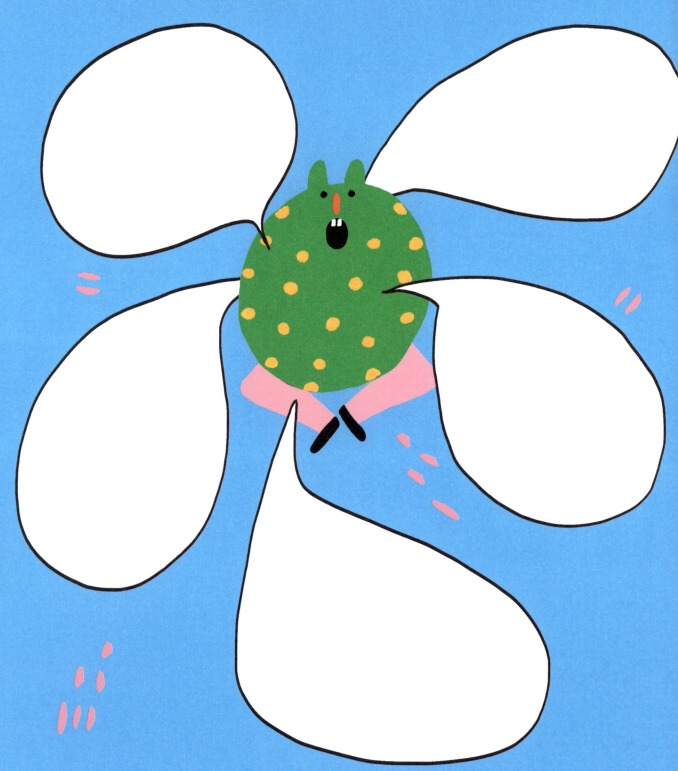

CONTORNO DA SUA MÃO (SE VOCÊ CONSEGUIR NÃO SE MEXER)

SUAS FOFURICES:

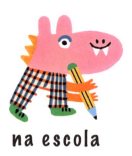

na escola

PRIMEIRA ESCOLA:

COMO FORAM SEUS PRIMEIROS DIAS:

DEPOIS QUE VOCÊ SE ADAPTOU:

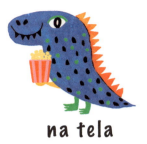

na tela

O PRIMEIRO FILME A QUE VOCÊ ASSISTIU NO CINEMA:

DESENHOS, VÍDEOS E FILMES DE QUE VOCÊ GOSTA:

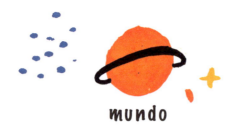

mundo

PRIMEIRA VIAGEM: _____

_____

_____

_____

_____

_____

FOTOS DA VIAGEM
COLE AQUI

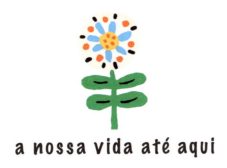

a nossa vida até aqui

SOBRE AMOR E APRENDIZADOS:

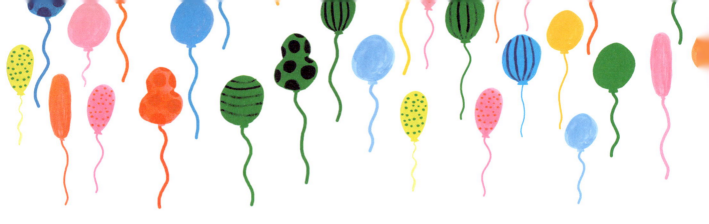

primeiro aniversário

_____
_____
_____
_____
_____
_____

CONVITE DA FESTA
(FAÇA UM IMPRESSO, VALE A PENA!)
COLE AQUI

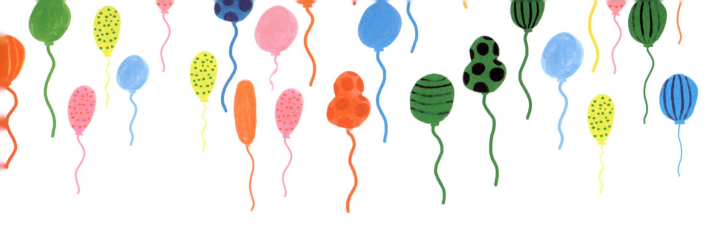

FOTOS DO SEU PARABÉNS
COLE AQUI

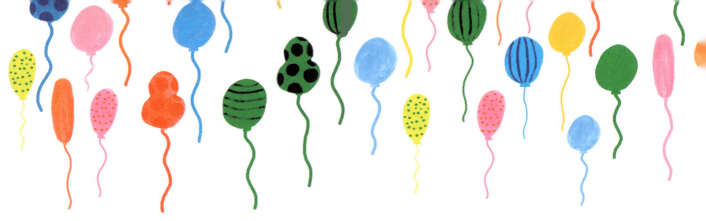

FOTOS DO SEU ANIVERSÁRIO
COLE AQUI

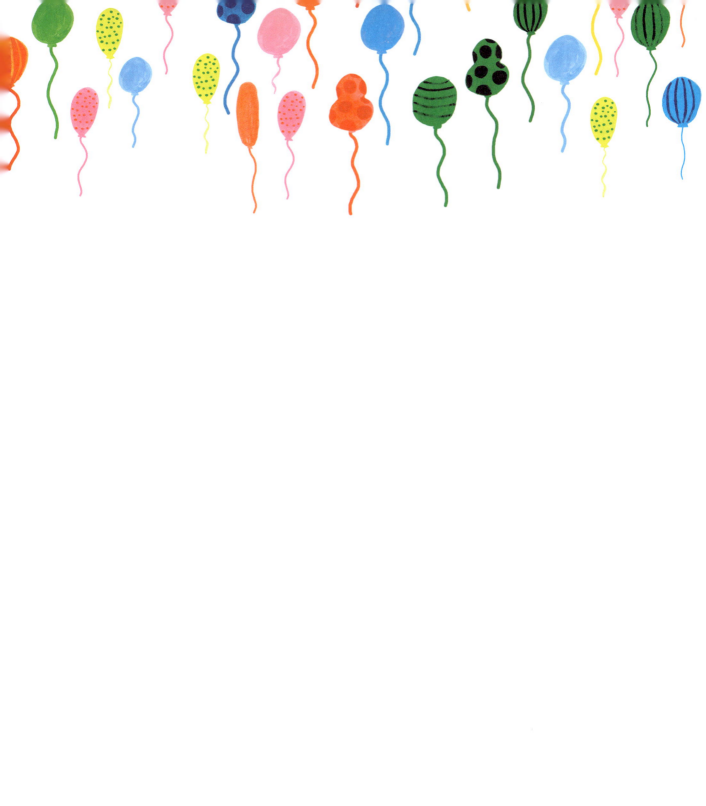

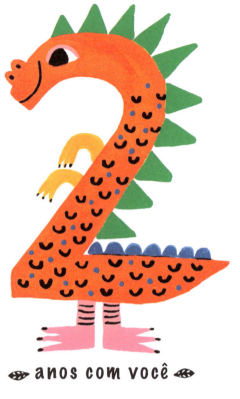

anos com você

tamanho:

peso:

calçado:

COMIDA FAVORITA:

LIVRO PREFERIDO:

COR PREDILETA:

BRINQUEDO QUE NÃO LARGA:

SUAS GRACINHAS:

FOTOS
COLE AQUI

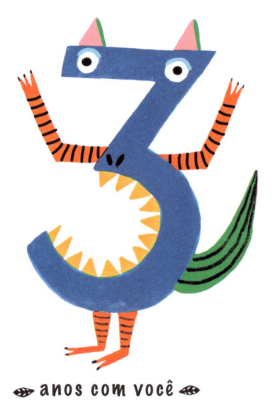

anos com você

COMIDA FAVORITA:
_____
_____
_____
_____

LIVRO PREFERIDO:
_____
_____
_____
_____

VOCÊ EM TRÊS PALAVRAS:
_____
_____
_____
_____

FANTASIA PREFERIDA:
_____
_____
_____
_____

SUAS ARTES:
_____
_____
_____
_____

tamanho: ....

peso: ....

calçado: ....

FOTOS
COLE AQUI

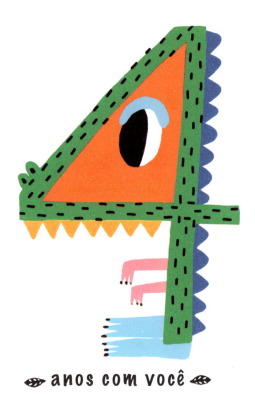

anos com você

tamanho:

peso:

calçado:

COMIDA FAVORITA:

LIVRO PREFERIDO:

JÁ FAZ SEM PRECISAR DE AJUDA:

BRINCADEIRA PREFERIDA:

A MÚSICA DE QUE VOCÊ MAIS GOSTA:

FOTOS
COLE AQUI

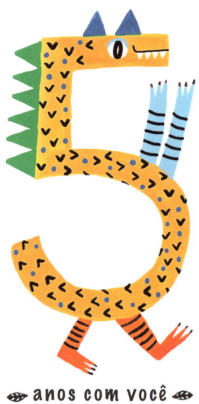

🌿 anos com você 🌿

tamanho:

peso:

calçado:

COMIDA FAVORITA:

LIVRO PREFERIDO:

JOGO QUE VOCÊ MAIS CURTE:

SEUS MELHORES AMIGOS:

SUAS FOFURAS:

FOTOS
COLE AQUI

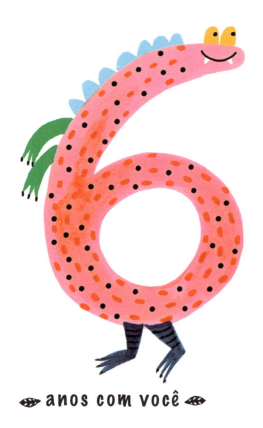

anos com você

tamanho:

peso:

calçado:

COMIDA FAVORITA:
_____
_____
_____

LIVRO PREFERIDO:
_____
_____
_____
_____

FILME QUE VOCÊ AMA:
_____
_____
_____
_____

MELHOR PASSEIO:
_____
_____
_____
_____

SEU JOGO PREDILETO:
_____
_____
_____
_____

FOTOS
COLE AQUI

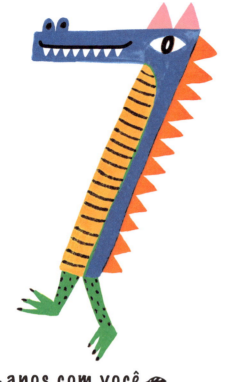

anos com você

tamanho:

peso:

calçado:

COMIDA FAVORITA:

LIVRO PREFERIDO:

VOCÊ E OS GADGETS:

INSTRUMENTO MUSICAL QUE VOCÊ CURTE:

VIAGEM DE QUE VOCÊ MAIS GOSTA:

FOTOS
COLE AQUI

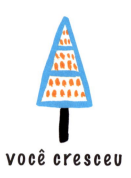

você cresceu

NÃO PODEMOS DEIXAR DE REGISTRAR:

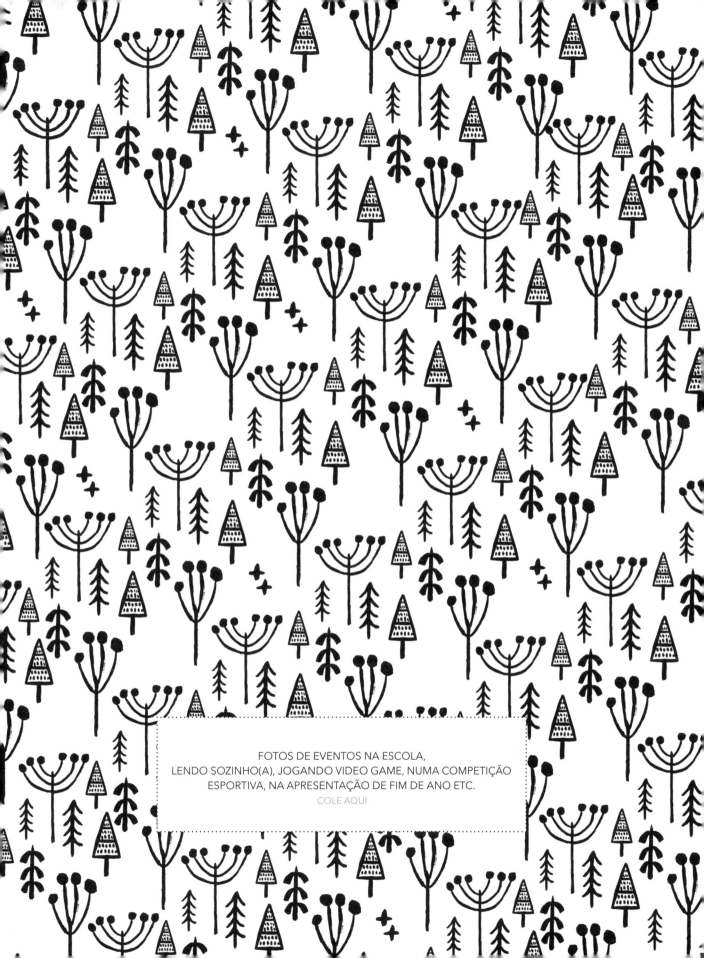

FOTOS DE EVENTOS NA ESCOLA,
LENDO SOZINHO(A), JOGANDO VIDEO GAME, NUMA COMPETIÇÃO
ESPORTIVA, NA APRESENTAÇÃO DE FIM DE ANO ETC.
COLE AQUI

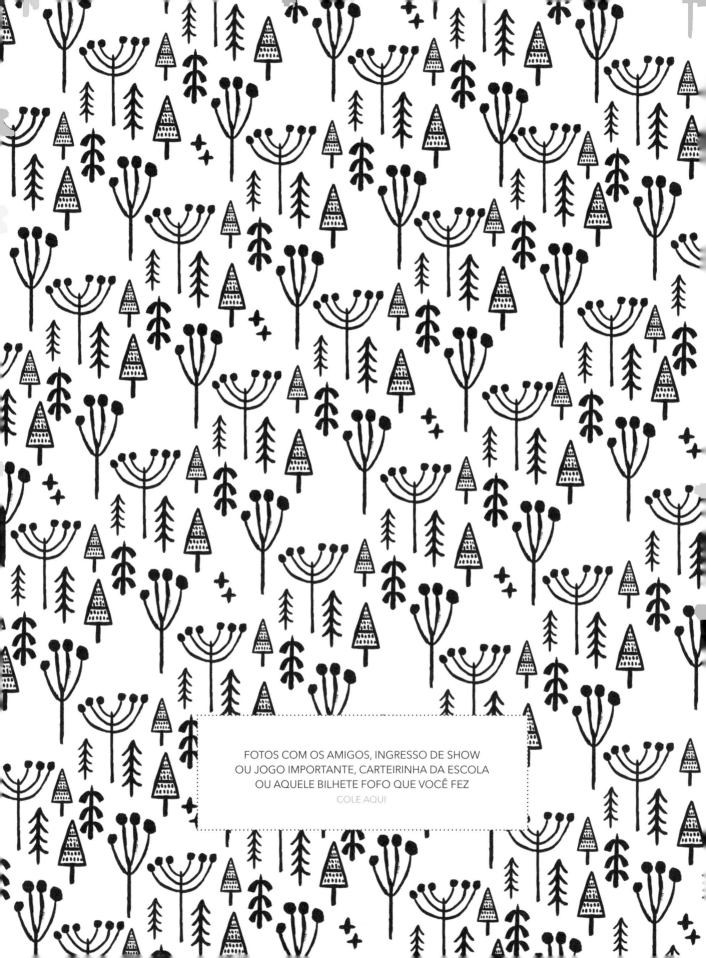

FOTOS COM OS AMIGOS, INGRESSO DE SHOW
OU JOGO IMPORTANTE, CARTEIRINHA DA ESCOLA
OU AQUELE BILHETE FOFO QUE VOCÊ FEZ
COLE AQUI

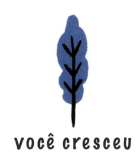

você cresceu

GOSTARÍAMOS DE ENCERRAR ESTE LIVRO DIZENDO:

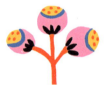

As autoras

LIA BOCK é jornalista, mãe e deixou um bilhete para os pais quando ficou menstruada (está guardado em seu livro do bebê).

JULIA BOCK é produtora, mãe e apegada ao cabelinho loiro (que os pais guardaram em seu livro do bebê).

VANINA BATISTA é designer, mãe e fez de um caderno o livro do bebê de suas filhas (porque ainda não existia este aqui).

Copyright © 2024 by Lia Bock, Julia Bock e Vanina Batista

O selo Fontanar foi licenciado pela Editora Schwarcz S.A.

Grafia atualizada segundo o Acordo Ortográfico da Língua Portuguesa de 1990, que entrou em vigor no Brasil em 2009.

CAPA E PROJETO GRÁFICO Vanina Batista
ILUSTRAÇÕES DE CAPA E MIOLO Jana Glatt
REVISÃO Fernanda França e Marina Saraiva

Dados Internacionais de Catalogação na Publicação (CIP)
(Câmara Brasileira do Livro, SP, Brasil)

Bock, Lia
   Meu primeiro livro : Edição monstrinhos / Lia Bock, Julia Bock e Vanina Batista ; [ilustrações Jana Glatt]. — 1ª ed. — São Paulo : Fontanar, 2024.

   ISBN 978-65-84954-57-1

   1. Livros de recordações 2. Livros do bebê 3. Livros-presente I. Bock, Julia. II. Batista, Vanina. III. Glatt, Jana. IV. Título

24-216695   CDD-802

Índice para catálogo sistemático:
1. Livros-presente 802

Tábata Alves da Silva — Bibliotecária — CRB-8/9253

Todos os direitos desta edição reservados à
EDITORA SCHWARCZ S.A.
Rua Bandeira Paulista, 702, cj. 32
04532-002 – São Paulo – SP
Telefone: (11) 3707-3500
www.facebook.com.br/Fontanar.br
instagram.com/editorafontanar

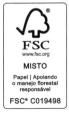

A marca FSC® é a garantia de que a madeira utilizada na fabricação do papel deste livro provém de florestas que foram gerenciadas de maneira ambientalmente correta, socialmente justa e economicamente viável, além de outras fontes de origem controlada.

Esta obra foi composta por Vanina Batista em Avenir Next e Marker Felt e impressa pela Geográfica em papel Alta Alvura da Suzano S.A. para a Editora Schwarcz em setembro de 2024

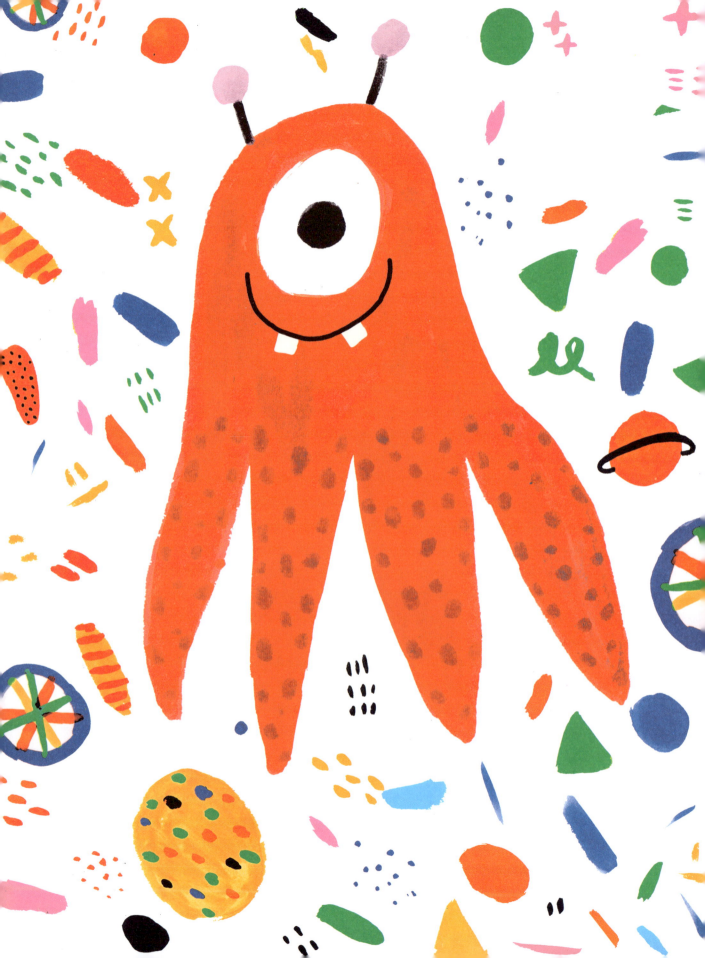